LIAN GONG HOU SHI BA FA

Lian Gong em 18 Terapias Posterior

Dados Internacionais de Catalogação na Publicação (CIP)
(Câmara Brasileira do Livro, SP, Brasil)

Yuan Ming, Zhuang
  Lian gong hou shi ba fa : Lian gong em 18 terapias posterior / Zhuang Yuan Ming, Zhuang Jian Shen ; organizado e [traduzido] por Maria Lucia Lee. -- São Paulo : Pensamento, 2006.

  Título original: Lian gong hou shi ba fa.
  1a. reimpr. da 1. ed. de 2005.
  ISBN 978-85-315-1395-4

  1. Educação física 2. Exercício 3. Fisioterapia 4. Ginástica medicinal I. Shen, Zhuang Jian. II. Lee, Maria Lucia. III. Título.

06-3702   CDD-615.824

Índices para catálogo sistemático:

1. Lian gong : Ginástica medicinal : Terapêutica   615.824

Dr. Zhuang Yuan Ming
Zhuang Jian Shen

LIAN GONG HOU SHI BA FA

Lian Gong em 18 Terapias Posterior

Organizado por
MARIA LUCIA LEE

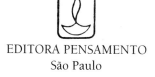

EDITORA PENSAMENTO
São Paulo

Título original: *Lian Gong Qian Shi Ba Fa — Hou Shi Ba Fa.*

Copyright © 2004 Dr. Zhuang Yuan Ming e Zhuang Jian Shen.

Todos os direitos reservados. Nenhuma parte deste livro pode ser reproduzida ou usada de qualquer forma ou por qualquer meio, eletrônico ou mecânico, inclusive fotocópias, gravações ou sistema de armazenamento em banco de dados, sem permissão por escrito, exceto nos casos de trechos curtos citados em resenhas críticas ou artigos de revistas.

O primeiro número à esquerda indica a edição, ou reedição, desta obra. A primeira dezena à direita indica o ano em que esta edição, ou reedição foi publicada.

Edição	Ano
3-4-5-6-7-8-9-10-11-12	08-09-10-11-12-13-14

Direitos de tradução para a língua portuguesa
adquiridos com exclusividade pela
EDITORA PENSAMENTO-CULTRIX LTDA.
Rua Dr. Mário Vicente, 368 – 04270-000 – São Paulo, SP
Fone: 2066-9000 – Fax: 2066-9008
E-mail: pensamento@cultrix.com.br
http://www.pensamento-cultrix.com.br
que se reserva a propriedade literária desta tradução.

INTRODUÇÃO

Conheci o *Lian Gong em 18 Terapias* e o seu criador, o Dr. Zhuang Yuan Ming, durante a minha primeira viagem à China em 1987. Na ocasião, ir à China tinha um significado especial de retorno às minhas raízes e tinha também importância fundamental para o trabalho que eu desenvolvo no Brasil, como professora de artes corporais chinesas. Interessava-me conhecer o local de origem dos métodos corporais que eu pesquisava e, também, ver como esses movimentos eram realizados pelos chineses. Minha intenção era encontrar caminhos para integrar essas práticas corporais chinesas no cotidiano dos brasileiros, pois estava insatisfeita com a aura mística que se criava em torno delas, distanciando-as das pessoas e da realidade do país.

Na China, pude observar como um grande número de pessoas realiza, cotidianamente, exercícios dos mais diversos tipos com o objetivo de manter uma boa qualidade de vida, a qual se traduz em: dormir bem, comer bem, ter vitalidade e longa vida. E pensava em como poderia levar esse espírito aos brasileiros, isto é, como, por meio das práticas corporais chinesas, criar nas pessoas o hábito de se exercitar adequada e conscientemente, possibilitando a cada uma assumir a sua parte na responsabilidade pela própria saúde. Eu estava com essa questão no meu coração quando tomei contato com o *Lian Gong em 18 Terapias* por intermédio de um livro da Editora em Línguas Estrangeiras de Beijing. As *18 Terapias* me chamaram a atenção por serem compostas de exercícios profiláticos que abrangem todas as partes do corpo e que são realizados com padrões precisos, respeitando a estrutura anatômica do corpo. Fui, então, à procura do seu criador, Dr. Zhuang Yuan Ming, médico ortopedista, residente em Shangai, China. Lá, pude aprender e praticar as *18 Terapias* diretamente com ele e seus alunos mais próximos.

O método corporal do Dr. Zhuang contém uma rica variedade de movimentos muito bem organizados e estruturados, e sua prática é acompanhada de uma música especialmente composta para ela, o que torna a sua execução muito prazerosa; além disso, os resultados terapêuticos obtidos com a sua prática são eficazes devido à objetividade e à qualidade do método, que é uma síntese de muitos anos de experiência e vivência do Dr. Zhuang na área da Medicina Tradicional Chinesa e das Artes Marciais. Por todas essas razões, percebi que as *18 Terapias* poderiam ser um método com potencial para atrair o brasileiro para a prática de exercícios terapêuticos. Portanto, na volta ao Brasil, eu estava decidida a praticar e divulgar esse método.

No momento da publicação desta *Edição Especial*, sinto-me satisfeita com a trajetória das *18 Terapias* no Brasil. Dezenas de milhares de pessoas incorporaram essa prática no seu cotidiano, obtendo benefícios na sua qualidade de vida e, graças ao apoio da FAEP (Fundo de Apoio ao Ensino e Pesquisa) da FUNCAMP-UNICAMP e da Editora Pensamento, um rico material didático composto de livros, DVD's e CD's está disponível para pesquisa de praticantes e instrutores, o que torna o *Lian Gong em 18 Terapias* uma das práticas corporais chinesas mais respeitadas e conhecidas no Brasil.

A EDIÇÃO ESPECIAL DAS 18 TERAPIAS POSTERIOR

A presente *Edição Especial do Lian Gong em 18 Terapias Posterior* torna acessível aos instrutores, praticantes e ao público brasileiro em geral o material didático novo e atualizado, de autoria do Dr. Zhuang Yuan Ming e de seu filho Zhuang Jian Shen, lançado pela Associação de Lian Gong em 18 Terapias de Shangai por ocasião do 7º Encontro Internacional de Lian Gong em 18 Terapias, realizado em maio de 2002. Este material vem se somar e complementar as publicações já existentes da Editora Pensamento, possui informações relevantes sobre o método e traz 2 encartes especiais:

• um pôster dos exercícios das *18 Terapias Posterior*, ilustrado com fotos das posturas principais e informações básicas de cada exercício, com o intuito de

– 9 –

proporcionar uma visualização da seqüência dos exercícios, ajudando na sua memorização;

• um DVD didático e completo das *18 Terapias Posterior*, apresentado pelo Dr. Zhuang Yuan Ming e Zhuang Jian Shen, traduzido e dublado pela Profª Maria Lucia Lee, cujo conteúdo abrange os seguintes itens:

- Apresentação do *Lian Gong em 18 Terapias Posterior*,
- Posturas Básicas de Preparação,
- Padrões Básicos de Posturas das Mãos e das Pernas,
- Descrição e Demonstração dos Exercícios da 1ª Série das *18 Terapias Posterior*,
- Descrição e Demonstração dos Exercícios da 2ª Série das *18 Terapias Posterior*,
- Descrição e Demonstração dos Exercícios da 3ª Série das *18 Terapias Posterior*,
- Demonstração Completa das *18 Terapias Posterior*.

O MÉTODO COMPLETO DO LIAN GONG EM 18 TERAPIAS

O *Lian Gong em 18 Terapias* (exercícios terapêuticos e preventivos) foi criado pelo famoso médico ortopedista, especialista em Tui-ná, Dr. Zhuang Yuan Ming. O método, desde que foi lançado em 1974, obteve uma grande aceitação dos pacientes e praticantes de exercícios, devido à sua objetividade, natureza científica e simplicidade. Os exercícios são de fácil aprendizagem, tratam os sintomas, vai de encontro às necessidades dos pacientes e o resultado de sua prática é eficaz.

Tem-se comprovado que a prática desses exercícios equivale a uma receita terapêutica, um aspecto pioneiro em termos de práticas corporais, que faz com que o paciente deixe de ser passivo para tornar-se ativo na cura da própria doença. Os exercícios do *Lian Gong em 18 Terapias* tratam e previnem dores no pescoço, nos ombros, na região lombar, nas pernas, nos tendões e nas articulações; apresentam, também, notável resultado na debilidade funcional do sistema digestivo, da função do coração e pulmão, da pressão alta, da bronquite e do reumatismo.

Como o próprio nome do método indica, são 18 exercícios em cada uma de suas três partes:

1ª) *18 Terapias Anterior* (Qian Shi Ba Fa) — previnem e tratam de dores no pescoço, nos ombros, nas costas, na região lombar, nos glúteos e nas pernas[1]

2ª) *18 Terapias Posterior* (Hou Shi Ba Fa) — previnem e tratam de dores nas articulações, nos tendões e disfunções dos órgãos internos[2]

3ª) *18 Terapias Continuação* (Shi Ba Fa Xu Ji) — I Qi Gong (Beneficiamento e Cultivo do Ar Vi-

---

1 e 2. Lee, Maria Lucia. *Lian Gong em 18 Terapias, Forjando um Corpo Saudável*, publicado pela Editora Pensamento, São Paulo, 1997.

—— Zhuang Yuen Ming. *Lian Gong Shi Ba Fa*, publicado pela Editora Pensamento, São Paulo, 2001.

tal) — previnem e tratam de bronquite crônica
e debilidade funcional do coração e do pulmão[3]

O Dr. Zhuang Yuan Ming elaborou os exercícios sintetizando os conhecimentos adquiridos na sua prática clínica, na sua vivência no ensino e pesquisa em Tui-ná[4] e nos métodos de respiração, e acrescentou-lhes a essência dos movimentos das artes marciais tradicionais.

Devido à grande contribuição do *Lian Gong em 18 Terapias* para a saúde da população, o Dr. Zhuang recebeu vários prêmios da Prefeitura de Shangai, entre eles: o 2º Prêmio em Progresso Científico, concedido pela Secretaria de Saúde de Shangai, e o 1º Prêmio de Pesquisa Científica com Resultados Relevantes em Medicina Tradicional Chinesa e Medicina Ocidental.

O *Lian Gong em 18 Terapias* é bem aceito na China e, também, em outros países como Japão,

---

3. Zhuang Yuen Ming. *Lian Gong Shi Ba Fa Xu Ji — I Qi Gong*, publicado pela Editora Pensamento, São Paulo, 2002.

4. *Tui-ná* quer dizer, literalmente, "empurrar e pegar", e consiste em manobras de massagem que, aliadas à acupuntura e à fitoterapia, são aplicações clínicas da Medicina Tradicional Chinesa.

Brasil, Estados Unidos, Canadá, Cingapura, Malásia, Indonésia, Hong Kong, Taiwan, etc. O Dr. Zhuang Yuan Ming e seu filho e sucessor, Zhuang Jian Shen, são freqüentemente convidados para realizar visitas, palestras e intercâmbios em diversos países. No Brasil, já estiveram por duas vezes, nos anos de 1997 e 1999, quando ministraram cursos e palestras.

LIAN GONG EM
18 TERAPIAS POSTERIOR

As *18 Terapias Posterior* compõem-se de 18 exercícios projetados para tratar e prevenir de síndromes doloridas nas articulações e tendões das extremidades às disfunções dos Órgãos Internos.

Os exercícios são agrupados em 3 séries de 6 exercícios, sendo que cada série possui seus próprios objetivos e padrões específicos.

As séries são:

1ª Série das 18 Terapias Posterior

É composta de 6 exercícios que tratam e previnem as dores nas articulações dos braços e das pernas, sendo que as síndromes mais comuns são: artrite reumatóide crônica, artrite reumatóide, osteoartrite, etc. Os exercícios desta série foram projetados para lubrificar e restaurar o espaço articular. Por

– 15 –

meio de exercícios localizados, objetiva-se o relaxamento de contraturas e aderências dos tecidos moles das articulações, permitindo que estas deslizem com facilidade, reduzindo ou eliminando as dores articulares e, também, melhorando o tônus muscular, permitindo uma melhora das funções motoras.

2ª Série das 18 Terapias Posterior

É composta de 6 exercícios que tratam e previnem tenossinovites e "cotovelo de tenista". A alteração patológica da tenossinovite é a fibrose e espessamento da bainha dos tendões, que resulta na sua constrição — dor e dificuldade na movimentação são causadas por distensão do tendão, devido à bainha contraída. Os lugares mais comuns de ocorrência da doença são: estilóide do rádio e ulna, punho, dedos, cotovelo (epicôndilo externo do úmero), etc. Os exercícios relaxam os tecidos moles dos ombros e cotovelos; eliminam as aderências nas bainhas dos tendões dos pulsos e das mãos; possibilitam o abrandamento gradual da inflamação asséptica e melhoram a circulação do *qi* e do sangue nos tecidos moles dos membros superiores.

3ª Série das 18 Terapias Posterior

É composta de 6 exercícios que tratam e previnem disfunções dos Órgãos Internos localizados na cavidade torácica e abdominal (Coração, Pulmão, Baço, Fígado, Rins, Estômago, Intestinos, etc.). Cada um destes órgãos tem a sua função: o Coração, a da circulação; os Pulmões, a da respiração; o Baço, o Fígado, o Estômago e os Intestinos, a da digestão e reabsorção; os Rins, a da excreção; etc. As desordens funcionais dos órgãos produzem os seguintes sintomas: hipertensão arterial, doenças coronárias, desordens funcionais do trato gastrointestinal, *stress*, etc. Através de auto-massagens nos pontos de acupuntura e de exercícios que movimentam o tronco e as extremidades, harmoniza-se as funções dos órgãos internos, melhorando a circulação do *qi* e do sangue e possibilitando o fortalecimento da vitalidade necessária para tratar e prevenir doenças nos órgãos internos.

ITENS IMPORTANTES NA PRÁTICA DAS 18 TERAPIAS POSTERIOR

1. PRATICAR COM ENTUSIASMO E OTIMISMO

• Uma pessoa que contrai uma doença fica sem disposição e pessimista, o que afeta o seu trabalho e aprendizagem. Com esse estado de espírito perdurando, a resistência física e orgânica fica cada vez mais fraca, agravando a doença ou permitindo o aparecimento de outros distúrbios, levando a um círculo vicioso que resulta em aparecimento de doenças crônicas.

• Deve-se, portanto, incluir no tratamento a recuperação da disposição, do otimismo, da alegria e do entusiasmo da pessoa, permitindo dedicação ao trabalho e à aprendizagem.

• Os exercícios são uma forma de movimentação própria e natural do corpo humano, uma forma prazerosa de manter o corpo forte e treinado.

2. MOVIMENTOS CORRETOS

• Os movimentos das *18 Terapias Posterior* foram criados especificamente levando em consideração as causas e características das dores nas articulações das extremidades, das tenossinovites e disfunções dos órgãos internos; portanto, a execução dos exercícios dentro dos padrões requeridos influi diretamente nos resultados de prevenção ou terapia da doença.

3. OBTER A PERCEPÇÃO SENSORIAL DO QI

• A presença de bem-estar, calor, cansaço ou um intumescimento ácido (*dor ácida*) durante a execução dos exercícios é indício da presença do *qi* e, conseqüentemente, do sucesso da prática e de um resultado terapêutico positivo.

• A correção e a amplitude do movimento são condições decisivas para a ocorrência da percepção de obtenção do *qi*. O fortalecimento da constituição física e orgânica do corpo humano está diretamente relacionada com a obtenção do *qi*.

4. PERSISTÊNCIA E REGULARIDADE NO TREINAMENTO

• Hábitos saudáveis na vida cotidiana influem na capacidade funcional do sistema nervoso central. Estabelecer disciplina e ordem na vida melhora a capacidade funcional do corpo e eleva o nível do metabolismo.

• Se não há regularidade na prática, o efeito terapêutico é pequeno, e um longo período sem praticar destrói os benefícios já obtidos.

• No início da prática, é comum sentir *dores ácidas*, intumescimentos e cansaço. Estas são reações fisiológicas normais aos exercícios; porém, com a continuidade das práticas, estas vão se atenuando e dando lugar a uma sensação agradável de corpo vivo e saudável.

5. RESPEITAR OS LIMITES E APERFEIÇOAR GRADATIVAMENTE

• A dosagem da prática deve estar de acordo com as condições físicas, com os sintomas de doenças e com o tempo que a pessoa já pratica.

• De modo geral, se é para tratar de doenças, treina-se duas vezes por dia; se é para manter a saúde e fortalecer o corpo, uma vez por dia é suficiente.

• A condição corporal e o nível (quantidade) de movimentação aumentam e se adaptam mutuamente. A Medicina Tradicional Chinesa diz: "O cansaço prejudica o *qi*", "Terapia física e conservação de saúde exigem a combinação de esforço e descanso".

• A prática das *18 Terapias Posterior*, além de requerer força de vontade, persistência, intenção firme, requer também uma postura de investigação de si mesmo.

6. COORDENAÇÃO DA RESPIRAÇÃO

• Toda atividade da natureza e do homem apresenta-se com ritmo; uma movimentação sem ritmo leva facilmente ao cansaço e não pode durar muito tempo.

• No início da aprendizagem, quando ainda não se está familiarizado com os movimentos, não se deve exigir muita coordenação da respiração, deixando-a correr naturalmente. Não se deve, de modo algum, prender a respiração.

• Ter uma postura ereta do corpo, durante a prática, faz a respiração fluir melhor.

DR. ZHUANG YUAN MING

O Dr. Zhuang Yuan Ming nasceu em 1919 na cidade de Shangai, na República Popular da China. Quando jovem, foi discípulo de Wang Zhi Ping, famoso ortopedista e mestre em artes marciais.

Médico ortopedista especializado em traumatologia, o Dr. Zhuang é considerado mestre em Tui-ná. Seu extraordinário conhecimento e habilidade nas técnicas de manipulação e massagem criou escola e estilo próprios em Tui-ná. Hoje seu nome figura entre os cem melhores médicos ortopedistas da medicina tradicional chinesa.

Para elaborar os exercícios do *Lian Gong em 18 Terapias*, o Dr. Zhuang sintetizou os conhecimentos adquiridos na prática clínica, no ensino e pesquisa em Tui-ná, e adicionou a eles a essência dos movimentos das artes marciais tradicionais.

Atualmente, devido aos resultados eficazes obtidos pela técnica no fortalecimento do corpo e na prevenção e tratamento de doenças, existem por volta de um milhão de praticantes de *Lian Gong em 18 Terapias* no mundo.

O Dr. Zhuang recebeu o prêmio de primeiro lugar por Pesquisa Científica com Resultados Relevantes em Medicina Tradicional Chinesa e Medicina Ocidental do governo da cidade de Shangai, e seu trabalho é considerado um dos dez mais importantes realizados nos últimos cinqüenta anos na área de pesquisa da medicina tradicional chinesa. Aclamado como o criador do *Lian Gong em 18 Terapias*, o Dr. Zhuang é também autor de *Liang Gong Shi Ba Fa Xu Ji — I Qi Gong* (continuação do *Lian Gong em 18 Terapias*), publicado pela Editora Pensamento.

ZHUANG JIAN SHEN

Zhuang Jian Shen nasceu em 1958, na cidade de Shangai, República Popular da China; é formado em Comércio Internacional pela Faculdade de Shangai, além de Farmacologista e Instrutor de Educação Física do governo chinês. É o atual Vice Presidente, Secretário Executivo e Instrutor Chefe da Associação de Lian Gong em 18 Terapias de Shangai.

Filho único do Dr. Zhuang Yuan Ming (criador do *Lian Gong em 18 Terapias*), desde pequeno acompanha o pai nas práticas de artes marciais e, posteriormente, sempre esteve ao lado do pai no trabalho de divulgar e ensinar o *Lian Gong em 18 Terapias*. É um assessor indispensável para o Dr. Zhuang e é considerado o seu sucessor natural.

Coordenou os eventos do Encontro Internacional de Lian Gong em 18 Terapias, em Shangai, promovendo as atividades de competição e intercâmbio de praticantes de vários países. Acompanhou o Dr. Zhuang em viagens a vários países para divulgar, ensinar e orientar as 18 Terapias. Formou um grande número de instrutores e, desde 1997, é reconhecido pelo governo chinês como instrutor nacional de Educação Física.

Ajudou na autoria e lançamento de livros sobre o *Lian Gong em 18 Terapias*.

ENTREVISTA COM O DR. ZHUANG E SEU FILHO ZHUANG JIAN SHEN

(Realizada em 5/7/1999, em São Paulo, pelo jornalista *Valmir Santos*)

Valmir — Por que o senhor decidiu abraçar a profissão de médico ortopedista?

Dr. Zhuang — Foi influência das artes marciais. Desde pequeno eu pratico o estilo Shaolin. Cheguei a conquistar o 1° prêmio numa competição nacional, na década de 50. Todo artista marcial, durante os treinos e exibições, está sujeito a sofrer lesões de todos os tipos, desde simples luxações até fraturas; por isso é normal desenvolver o conhecimento de técnicas de massagem, redução de ossos, manobras quiropáticas, etc. Foi assim que se iniciou o meu interesse pela área de ortopedia.

Valmir — O que levou o senhor à criação do *Lian Gong em 18 Terapias*?

Dr. Zhuang — Foi o fluxo, cada vez maior, de pessoas que procuravam os hospitais se queixando de dores no corpo. Pesquisando as causas desse fato, verifiquei que 70% das pessoas que trabalhavam em escritório sofriam de dores no corpo; este número cai para 50% no caso de operários e para 40% na classe camponesa. Apesar dos bons resultados das terapias da medicina chinesa (Tui-ná, Acupuntura e Fitoterapia) e da medicina ocidental (Fisioterapia, injeções de antiinflamatórios e analgésicos, cirurgias), em relação às dores, estes não evitam as recaídas que agravam o quadro. Criei, então, os exercícios do *Lian Gong em 18 Terapias* para integrar o aspecto preventivo às terapias. O preventivo consiste em fortalecer, aumentar a resistência e a vitalidade, ou seja, "fortalecer o *qi* correto para que o *qi* perverso não ataque". O *qi* correto é o sopro vital que mantém a movimentação harmoniosa do sangue e da essência, e a função dos órgãos, permitindo ao corpo se adequar e se regular às constantes mutações do meio ambiente e dos humores internos, sem se desequilibrar. Os exercícios do *Lian Gong em 18*

Terapias são preventivos por excelência, além de terapêuticos para a região afetada e, o que é melhor, o próprio paciente pode fazê-los em casa.

Valmir — O que o senhor utilizou e pesquisou para criar o *Lian Gong em 18 Terapias*?

Dr. Zhuang — Projetei os exercícios baseados no meu método de tratamento de Tui-ná para as dores no corpo. As massagens e manobras manuais, que utilizo nos casos de desequilíbrio das estruturas ósteo-musculares, foram assimiladas nos exercícios e, também, os princípios do Dao In (condução da circulação do *qi* e do sangue) e imagens das artes marciais.

Valmir — O *Lian Gong em 18 Terapias* também contempla a medicina ocidental?

Dr. Zhuang — Exatamente. O *Lian Gong em 18 Terapias* está fundamentado no conhecimento da anatomia humana, do equilíbrio das estruturas corporais e da fisiologia.

Valmir — O senhor poderia citar algum caso grave que teve seu quadro modificado por causa dos exercícios de *Lian Gong em 18 Terapias*?

Dr. Zhuang — Uma vez, lá em Shangai, atendi a uma senhora de 55 anos cuja coluna já envergava como um "C". Ela havia procurado muitos médicos, antes de descobrir o *Lian Gong em 18 Terapias*. Prescrevi o movimento de "Empurrar o Céu e Inclinar para o Lado" e, quando este começou a surtir efeito, ela foi incorporando outros movimentos, aos poucos. Ela praticou os exercícios selecionados durante 2 ou 3 minutos, de 4 a 5 vezes ao dia, e sua coluna endireitou num período de 4 meses.

Valmir — As doenças que acometem os orientais são diferentes daquelas que atingem os ocidentais?

Jian Shen — As dores corporais são iguais, tanto no Brasil como nos países orientais. É claro que existe a influência do clima e dos hábitos alimentares, que interferem bastante. O corpo do ocidental é mais rígido, "duro", se comparado com o corpo do oriental, que é mais flexível. Na China, o

Lian Gong em 18 Terapias é uma prática incorporada no cotidiano das pessoas. Esperamos que isso também aconteça no Brasil.

Valmir — E quanto à qualidade de vida? Ela é importante neste final de milênio?

Jian Shen — Há um desequilíbrio entre os avanços tecnológicos e a qualidade de vida das pessoas. Uma vida mais confortável pressupõe falta de movimentação, de trabalho com o corpo. Na China, por exemplo, os maiores índices de pressão alta e colesterol são encontrados entre as classes ricas. O *Lian Gong em 18 Terapias* harmoniza a pressão, elimina a fadiga e colabora para o equilíbrio interior e exterior.

Valmir — O *Lian Gong em 18 Terapias* atinge quais países atualmente?

Dr. Zhuang — Pelo menos 20 países já estão incorporando a prática da ginástica terapêutica. Ela é bastante propagada no Sudeste Asiático (Malásia, Indonésia e Cingapura). Também já chegou à Itália, à França, ao Canadá e aos Estados Unidos.

Mas, como prática popular, o Brasil vem se revelando como um dos países mais atuantes do Ocidente, no que se refere à prática do *Lian Gong em 18 Terapias*.

ENTREVISTA COM O DR. ZHUANG E SEU FILHO ZHUANG JIAN SHEN, SOBRE A MÚSICA QUE ACOMPANHA A PRÁTICA DO LIAN GONG EM 18 TERAPIAS

(Realizada em maio de 2002, em Shangai — China, pelo prof. Jaime Kuk)[1]

A musica do *Lian Gong em 18 Terapias* foi elaborada de acordo com as características da prática, os sintomas das doenças e o estado emocional dos doentes.

As músicas que acompanham as práticas do *Lian Gong em 18 Terapias* são contínuas e lentas, proporcionando ao praticante uma sensação de fluidez e bem-estar, evitando impactos indesejáveis

---

1. Jaime Kuk é professor da Escola Via 5 — Oriente/Ocidente, Arte e Cultura, de São Paulo. Foi o representante brasileiro no 1º Campeonato Internacional Individual de Lian Gong em 18 Terapias, realizado em maio de 2002 em Shangai, quando se classificou entre os três melhores praticantes.

na estrutura física. A *musicoterapia* é um conhecimento muito antigo na China e, no *Lian Gong em 18 Terapias*, os seus princípios colaboram na obtenção do efeito terapêutico desejado.

Ajudar a tratar de doenças é uma função importante da música. Um aspecto relevante na música das 18 Terapias é a sincronia existente entre a música e o movimento: a melodia tem andamento lento para permitir a realização do movimento de modo a atender às necessidades de uma pessoa com dores no corpo, e a sonoridade estimula o movimento amplo.

Na música das *18 Terapias Anterior* a introdução tem acordes vigorosos e sonoros, pois acompanha exercícios que previnem e tratam de dores no pescoço, nos ombros, nas costas, na região lombar, nos glúteos e nas pernas. A pessoa que sente dores tem o estado de espírito disperso e abatido. A música vigorosa faz com que o doente levante o seu estado de ânimo, esquecendo-se da dor e contrapondo-se ao estado de torpor.

Nas *18 Terapias Posterior*, a música é elaborada de acordo com as regiões trabalhadas: articulações dos membros inferiores e superiores, tendões e funções dos órgãos internos. A música, em rela-

– 34 –

ção à das *18 Terapias Anterior*, é mais delicada, toca mais os sentimentos e atua internamente, levando o paciente a sentir bem-estar e serenidade.

O *I Qi Gong* (continuação das 18 Terapias) trata das vias respiratórias; por isso a música deve ter um ritmo lento, para acalmar a respiração e tirar o paciente de um estado ofegante para um estado de harmonia.

Bons exercícios devem ser acompanhados de boa música, pois esta atua na potencialização dos resultados; uma música ruim afeta a eficácia dos resultados terapêuticos.

A maioria das doenças origina-se das tensões do trabalho, pressão emocional, mudanças do meio ambiente, barulho, etc. No final do dia, após o trabalho, a pessoa está fatigada e, ao ouvir uma música harmoniosa, ela se solta, harmoniza o corpo e o sistema nervoso, estabiliza a pressão e, assim, permite que o organismo se regenere da fadiga. Se a música for barulhenta e de ritmo forte, as tensões, ao invés de ceder, aumentam e fazem mal às pessoas doentes, principalmente aos cardíacos.

A música do *Lian Gong em 18 Terapias* foi arranjada e executada pela *Orquestra Folclórica de*

Shangai (Minzhu Yue Tan), seguindo as orientações do Dr. Zhuang.

A música tem uma introdução e um encerramento; a introdução permite que o praticante entre no espírito da prática, e na finalização a música acaba gradativamente para que a pessoa se solte e assente o seu *qi*, experimentando o bem-estar proporcionado pelos exercícios.

A música harmoniza as emoções, os praticantes se soltam e ficam alegres, esquecem as doenças e as dores. Como diz uma das frases que orientam a prática do *Lian Gong em 18 Terapias*: "Deve-se treinar com alegria", o que significa que o praticante, ao fazer os exercícios, não deve estar preocupado ou tenso.

Dr. Zhuang: "Temos um praticante em Shangai que era muito animado e alegre. Um dia, ao fazer um exame, descobriu que tinha um tumor que talvez pudesse ser câncer; imediatamente, ele ficou triste e desanimado. Foi feita a biópsia e constatou-se que não era câncer e, imediatamente, ele voltou a ficar animado e alegre."

Por isso, o estado de ânimo da pessoa é muito importante, e a música tem uma atuação relevante neste aspecto.

AS 11 FRASES QUE SINTETIZAM O LIAN GONG EM 18 TERAPIAS

(De autoria do Dr. Zhuang, comentadas por Maria Lucia Lee)

1. ZHEN DUEI XU YAO — ATUA OBJETIVAMENTE NA NECESSIDADE

• O movimento das 18 Terapias concentra a sua movimentação em uma determinada região do corpo, operando na melhora de uma patologia localizada com a participação do corpo todo.

• Essa objetividade, dentro de uma ação global, confere à pratica resultados rápidos e eficazes, diferenciando-se dos movimentos dispersos e espalhados que diluem o resultado terapêutico.

2. *LE GUAN DUAN LIEN* — TREINAR COM ALEGRIA

• Para treinar com alegria, não deve haver preocupação obsessiva em acertar a forma do movimento, e nem ser displicente em relação aos padrões principais que orientam a prática.

• A alegria não é uma "euforia" superficial e vazia, e sim entusiasmo em investigar sensorialmente o próprio corpo, transformando-o de um caos amorfo em unidades diferenciadas, estruturadas e integradas.

3. *HUAN MAN LIEN GUAN* — REALIZAR O MOVIMENTO DE FORMA LENTA, HOMOGÊNEA E CONTÍNUA

• O movimento lento, contínuo e homogêneo induz o qi a percorrer o corpo, levando a consciência e a ação terapêutica em seu fluxo.

• Movimentos bruscos e rápidos podem desequilibrar e machucar o praticante.

4. *PEI IIE HU XI* — COORDENAR MOVIMENTO E RESPIRAÇÃO

• A respiração bombeia o sopro para as extremidades, auxiliando a realização do movimento.
• A respiração possibilita a integração do corpo, além de trazer concentração e atenção.
• A respiração potencializa a força interior.

5. *DUN ZOU ZEN QIE* — MOVIMENTO COM O CORPO ORDENADO, ESTRUTURADO E ALINHADO

• A realização dos movimentos das 18 Terapias, com os segmentos do corpo ordenados e alinhados, possibilita a execução dos exercícios de forma simples, econômica e com pouco dispêndio de energia.
• Um movimento corporal desordenado e não alinhado está sujeito a tensões desnecessárias em várias regiões do corpo.

6. *FU DU YAO DA* — O MOVIMENTO DEVE SER AMPLO

• Na prática das 18 Terapias, deve-se conquistar gradativamente movimentos cada vez mais amplos e, assim, permitir:

A liberação das articulações.

O exercício mais intenso dos músculos, tendões, ligamentos e ossos.

A dissolução das aderências, contraturas e inflamações.

A modificação dos estados patológicos localizados de circulação e metabolismo.

7. *QIAN DIAO NEI JING* — MOBILIZAR A FORÇA INTERIOR

"Que a intenção lidere o qi, que este dê origem à força interior e que a força interior alcance os 4 membros." (princípio das artes corporais chinesas)

• A *força interior* é o oposto da força muscular.

• A *força muscular* nasce do músculo, é limitada e mecânica; não tem continuidade e o seu efeito termina quando o potencial dos músculos, tendões e ossos declinam.

• A **força interior** nasce do "*qi* verdadeiro", é ilimitada e flui incessantemente quando requisitada por uma "intenção" que a direcione.

"Se uma parte do corpo se move, todo o corpo se move.

Se uma parte do corpo está parada, todo o corpo está parado." (princípio das artes corporais chinesas)

8. *DE QI WEI YAO* — É IMPORTANTE "OBTER O QI"

"Onde chega o qi, chega o efeito da terapia."

• A presença do *qi* é percebida por meio de sensações de "dor ácida", intumescimento, peso e ardor na região focalizada pelo exercício.
• Se não há percepção de sensações, não há efeito terapêutico.

9. *HUO DUN SI LIAN* — PRATICAR COM DOSAGEM ADEQUADA

• No caso de pessoas debilitadas, a prática de exercícios deve ser feita numa dosagem adequada.

• Na medida em que o praticante for se fortalecendo, a quantidade e intensidade dos exercícios deve ser aumentada gradativamente.

10. *ZHU JIAN TI GAO* — APERFEIÇOAR A PRÁTICA GRADATIVAMENTE

• No início, o praticante deve executar os exercícios como um esboço geral, onde o todo está sempre presente. A seguir, deve aperfeiçoar gradativamente os padrões exigidos para cada exercício, de forma a obter resultados cada vez melhores.

11. *FAN BIN, ZI BIN, GUEI ZHAI JIEN CI* — PREVENIR E TRATAR DE DOENÇAS ESTÁ NA PERSISTÊNCIA E REGULARIDADE DAS PRÁTICAS

• Transformar músculos, tendões e ossos, de doentes em saudáveis, e dissolver a estagnação do sangue e o retardamento do *qi*, só é possível com práticas persistentes, regulares e realizadas com entusiasmo.

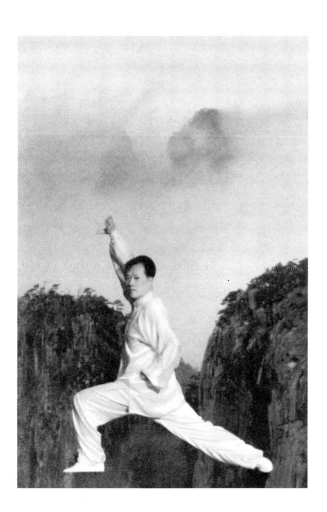

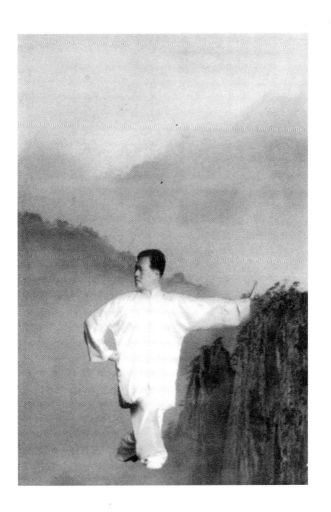